SITZUNGSBERICHTE DER DEUTSCHEN AKADEMIE
DER WISSENSCHAFTEN ZU BERLIN

Klasse für medizinische Wissenschaften
Jahrgang 1954 Nr. 1

GERHARDT KATSCH

ÜBER DIE VITALE TENDENZ ZU REAKTIVEN ÜBERLEISTUNGEN

1954

AKADEMIE-VERLAG · BERLIN

Vorgetragen in der Gesamtsitzung vom 3. Juni 1954
Zum Druck genehmigt am gleichen Tage, ausgegeben am 16. November 1954

Erschienen im Akademie-Verlag GmbH., Berlin W 8, Mohrenstraße 39
Veröffentlicht unter der Lizenznummer 1218
des Amtes für Literatur und Verlagswesen der Deutschen Demokratischen Republik
Satz und Druck: (IV/26/14) Tribüne, Verlag und Druckereien des FDGB
Druckerei II Naumburg (Saale) Auftr.-Nr. 1755
Bestell- und Verlagsnummer 2010/54/II/1
Preis: DM 1,—
Printed in Germany

Für diesen Vortrag im Plenum der Akademie wurde ein Thema gewählt, das eher aus dem Alltag meiner ärztlichen Tätigkeit, nicht aus der Forschung der von mir mit einer gewissen Kontinuität bearbeiteten Sondergebiete stammt, das anderseits ins Allgemeine, man könnte sagen Medizinisch-Philosophische hineinführt. Das Forum der Akademie, in dem die Mediziner nur eine kleine Gruppe bilden, fordert dazu auf. Ich hoffe, daß sich allmählich herauskristallisierende Grundprobleme unseres Faches auch Nicht-Mediziner interessieren können. Bis vor kurzem hieß es, die Medizin sei keine Geisteswissenschaft, und ein berühmtes Wort sagt: „Der Geist der Medizin ist leicht zu fassen"; allerdings hat das der Teufel gesagt. Und immerhin hat sich seit der Zeit, in der jenes Wort gesagt wurde, einiges in der medizinischen Lehre geändert. Es ist ein Zeichen der Zeit, daß die Leibniz-Akademie seit einigen Jahren eine Klasse für medizinische Wissenschaften hat. Die Trennung von Geisteswissenschaften und Naturwissenschaften ist ohnehin fragwürdig geworden. Gerade aber für die Medizin gilt stärker als es der bisherigen Haltung und Meinung der Mediziner selbst entsprach, daß sie in erheblichem Anteil Geisteswissenschaft werden muß. Die Medizin braucht Abstraktionen — schon wegen der geradezu beklemmenden Fülle des Wissensstoffes. Sie braucht für die Forschung Deduktionen und deduktive Lenkung des Forschungsbetriebes, um unergiebige Probierarbeit einzuengen. Vieles ist in unserer medizinischen Wissenschaft nur Empirie, und gerade im Hinblick auf unsere letzte und eigentliche ärztliche Helferaufgabe bedürfen wir der Bestätigung durch sie. Ihr Richtspruch ist unerbittlich, wofern es sich um echte Empirie handelt; nicht durch Selbsttäuschungen verfälschte, die es auf unserem an Verwicklungen und Täuschungsmöglichkeiten reichen Wirkungs- und Forschungsfeld gibt. Auch aus diesem Grunde wird geistige Schulung, Durchdringung, werden Kritik, Logik, Bio-Logik für unser Tun und Forschen unerläßlich. Einigen fortgeschrittenen Medizinern unserer Zeit ist dies selbstverständlich. Sie handeln mehr oder weniger danach. Aber wenn man das Getümmel ärztlichen Arbeitens in der Praxis und doch auch in der medizinischen Publizistik mit freiem Blick zu überschauen versucht, so gewinnt man den Eindruck eines Chaos von Einzeltatsachen und Einzelheiten, in dem viele so wie Ertrinkende nach Strohhalmen, nach immer neuen, kleinen Tatsachen, Beobachtungen, Befunden greifen, die Praktiker nach Rezepten und neuesten Patentpräparaten.

Es genügt nicht, daß einzelne sich ordnende Systeme bilden. Gerade die Schwierigkeit und erforderliche Behutsamkeit, mit der Prinzipien, Axiome, Wirkungsregeln und ihre Überschneidungen herausgearbeitet werden müssen, erfordern gemeinsames Arbeiten und Abschleifen in bezug auf eine *Theorie der medizinischen Wissenschaften.* Damit sind nicht die sogenannten theoretischen Fächer der Medizin gemeint, sondern eine umfassende Theorie, die auch und vordringlich die Klinik einbegreift. Theoretische Medizin und theoretische Biologie wachsen am gleichen Stamm. Denn die Pathologie ist das letzte, das komplizierteste, aber in vielem auch das aufschlußreichste Zweigfach unter den Lehren von den Lebensvorgängen. Die Medizin ist in gewissem Sinne eine vollständige Anthropologie. Ihrer Erforschung sollte mehr Eifer und Aufwand zugewendet werden als den Vernichtungswirkungen der Atomenergie. Wobei selbstverständlich nicht übersehen werden soll, daß echtes anthropologisches Material auch durch andere Wissenschaften geliefert wird, durch die Sprachwissenschaften an der Spitze, aber auch u. a. — nicht zu vergessen — durch die technischen Wissenschaften.

Zu der mit dieser Einleitung postulierten Theorie der Medizin möchte ich mit meinem heutigen Vortrag tastend ein Steinchen beitragen. Ich knüpfe an einen Vortrag an, den ich 1930 auf Einladung der Wiener Biologischen Gesellschaft gehalten habe. Ich sprach über *Klinisches von reaktiven Überleistungen.* Ich muß auch heute als Kliniker sprechen mit der Zurückhaltungsklausel, die dem mit praktischen Aufgaben Bebürdeten zusteht, anderseits mit dem Bewußtsein des alten Arztes, der viel von den Nöten und den Notordnungen des Lebens gesehen hat, unter der Verpflichtung, einsichtig helfend zu handeln. Jener Vortrag, der im Druck erschien, ist zunächst wenig beachtet worden. Ein Teil der medizinischen Kollegen lehnt das Theoretisieren ab. Andere waren der Ansicht, es sei nichts Neues und nur Selbstverständliches gesagt, da der Ausdruck Überkompensation oder der von WEIGERT gebrauchte der überschießenden Reaktion geläufig sei. In gewissem Sinne *muß* diese Selbstverständlichkeit zutreffen, wenn mit dem Ausdruck und seinem beabsichtigten Inhalt ein echtes, wirkliches Prinzip getroffen ist. Mit der Zeit mehren sich indessen Äußerungen, die besagen, daß mit dem von mir geschilderten phänomenologischen Prinzip lebendigen Geschehens etwas Umfassenderes gemeint sei als mit dem Begriff der Überkompensation, auch des „Überschießens" als Zielfehler oder durch Trägheit eines Reglers bedingtes Überpendeln. Die Wichtigkeit praktischer Anwendung und Anwendbarkeit rechtfertigt, daß man sich damit beschäftige.

Gegenüber wiederkehrenden Bedrohungen oder Leistungsansprüchen arbeitet der lebendige Organismus sogar mit Bereitstellungshaltungen, mit vorauskompensierenden Bereitstellungsreaktionen, die in ihrer Tendenz irgendwie sinnvoll, im Erfolg oft nützlich, im Ausmaß oft überschießend, nicht selten nachteilig sind. Auch sie mit unverkennbarer Neigung, des Guten zu viel zu tun. Es kann der Nutzen von Bereitstellungsreaktionen (banales Beispiel: Startfieber) durch deren Ausmaß oder Unmaß, durch übertriebene Vorzeitigkeit sowie durch Anspringen bei täuschendem, fiktivem oder zu geringem Anlaß in einen nachteiligen, selbst schadensetzenden Vorgang umschlagen. Statt zweckmäßiger Vorkompensation, statt besserer Leistung wird z. B. vorzeitige Erschöpfung von Vorgängen oder Leistungen begünstigt, oder nicht in der Zielrichtung liegender indirekter Nachteil bewirkt. Man sage nicht, ein physikalischer Regler kann auch auf Bereitstellungen eingerichtet werden. Er richtet sich nicht von selbst darauf ein. Für solche durch „Signale" auslösbaren Bereitstellungsreaktionen bieten übrigens die Pawlowschen Experimente über die bedingten Reflexe unzählige Beispiele.

Das Prinzip der reaktiven Überleistung ist zwar am deutlichsten erkennbar in zahlreichen pathologischen Phänomenen und drängt dann auf Beachtung, weil das ärztliche Handeln davon beeinflußt wird. Es ist aber grundsätzlich im Physiologischen vorhanden. Scharfe Grenzziehung zwischen Physiologie und Pathologie haben wir sowieso aufgegeben.

Gehen wir vielleicht aus von dem Phänomen des Trainings. Eine Funktion ist trainingsfähig zunächst mit den vorhandenen Mitteln bzw. Organen. Sie wird durch Übung besser, flinker, zweckmäßiger durchgeführt, auch mit verringertem Aufwand, weil die Ausführung ökonomischer geschieht und vom Gesamtorganismus gesehen mit weniger gerichteter Anstrengung. Sie wird mehr und mehr *automatisiert* (eine andere Eigentümlichkeit lebendiger Funktionen!), vermutlich, indem notwendige Assoziationen oder unterstützende aktive Hemmungen direkter, mit geringerer Beanspruchung des nervösen Zentralorgans, auch ohne primäre Leitung über das Bewußtsein ablaufen, welch letztere nur noch kontrollierend die von den Organen erfolgenden Rückmeldungen, deren Existenz neuerdings gesichert ist, deutlich oder mit gemäßigter Helligkeit verfolgen. Bei Durchführung eines Trainings stellen wir immer wieder fest, daß die Verbesserung der Leistung über eine Anpassung an das bisher Geforderte hinausgeht.

Diese funktionelle Ablaufserleichterung und Verbesserung mit Leistungssteigerung ist aber nicht alles, was die wiederholte Ausübung einer Funktion bewirkt. Durch wiederholten Gebrauch wird vielmehr das Organ oder werden die Organe und Strukturen, die dabei herangezogen werden, kräftiger, leistungsfähiger, sie nehmen an Umfang zu, sie hypertrophieren, im Gegensatz zu der Atrophie, der sie bei ständigem Nichtgebrauch verfallen. In diesem Sinne lehrt uns der ärztliche Alltag, daß das LAMARCKsche Gesetz vom Gebrauch und Nichtgebrauch der Teile unzweifelhaft besteht. Die Betätigung eines Organs oder einer Struktur bewirkt also als zweites deren morphologisch erkennbare und meßbare Zunahme an Umfang. Irgendwie ist mit der Tätigkeit, mit dem Energieumsatz einer lebendigen Struktur deren verbesserte, aufbauende, in gewissem Sinne wachstumsfördernde Ernährung verbunden. Ein während der Organbetätigung primär eintretender Strukturabbau wird überkompensiert. Das geschieht wahrscheinlich während der dem Gebrauch folgenden Ruhe- oder Restitutionsphase. Der Mechanismus dieser zwangsläufigen Verbindung von vermehrter Betätigung, vermehrtem Energieumsatz und gesteigertem Aufbaustoffwechsel ist, soweit mir bekannt, unaufgeklärt. Aber offensichtlich besteht diese Verbindung. Von dem weitschauenden Biologen LE DANTEC wurde dieses Phänomen als „Assimilation fonctionelle" bezeichnet. Das lebendige Organ unterscheidet sich hierin grundsätzlich von einer toten Maschine, die sich im Gebrauch, wenn man von dem ersten Einschleifen und Abschleifen kleinerer Ungenauigkeiten der Konstruktion absieht, abnutzt; während das lebendige Organ sich sozusagen *aufnutzt,* das heißt sich umfangmäßig und sogar qualitativ verbessert.

Diese funktionelle und strukturelle Aufnutzung gilt mit der Einschränkung, daß Überlastung, schwere Erschöpfung einer Funktion bei nicht angepaßter Zufuhr von energieliefernden Aufbaumaterial die erwähnten biologischen Adaptationsvorgänge der funktionellen Assimilation, der funktionellen

Aufnutzung und Arbeitshypertrophie außer Kraft setzen. Die geschilderte, das Werkzeug vervollkommnende Wirkung hat eine obere Grenze. Deren Lage ändert sich mit dem Lebensalter. Unterhalb dieser Grenze aber vervollkommnet Werken das ihm dienende Werkzeug. Das ist sicherer und unmittelbarer festzustellen als die Evolutionslehre von LAMARCK, die besagt, daß das Werkzeug von der Natur durch das Werk und für das bestimmte Werk überhaupt geschaffen wurde. Es stützt sie. La fonction crée l'organe.

Sind Strukturen zerstört oder geschädigt, so können, wofern das Leben dabei weiterbesteht, spezielle Trainingsmöglichkeiten am kranken Ort, in bezug auf die geschädigte Funktion entfallen. Erstaunlich aber ist, in welchem Maße der Organismus neue Möglichkeiten zur leistungssteigernden Übung entfaltet, gleichviel mit welchen (vikariierenden) Mitteln — normalen oder außerordentlichen — er einen lebenserhaltenden Ersatz oder Ausgleich gewann. Solche Möglichkeiten im Rahmen jeder Notordnung aufzuspüren, sie zu nutzen, zu lenken, vor allem *nicht durch falsche Schonung zu hemmen,* ist eminent wichtige ärztliche Aufgabe bei typischen Vorkommnissen der Pathologie und im ganz individuellen Einzelfall. Das ist häufig zu beobachten, also banal. Aber es gehört dazu oft ein von Kenntnissen unterstütztes bemühtes Eindringen in das Wesen des eingetretenen Wandels der Funktionen und des Regulationsgefüges. Gerade bei Kreislaufkranken — um ein alltägliches Beispiel zu nennen, wird in dieser Hinsicht oft viel versäumt.

Wichtiger aber als dieser Übungseffekt unter physiologischen und pathologischen Verhältnissen ist die pathogenetische Bedeutung von Überleistungen bei den Adaptations- und Regulationsbemühungen gegenüber Störungen, von außen kommenden Angriffen und Verletzungen, auch strukturellen und konstitutionellen Unvollkommenheiten oder angeborenen Mißbildungen. Der Verlust eines Betriebsstückes, eines Armes oder des Geruchsvermögens ist nicht Krankheit, sondern Verstümmelung. Zur Krankheit gehört die kämpfende Abwehr, gehören die örtlichen und allgemeinen Reaktionen des Organismus, nicht nur die unmittelbaren Ausfälle und Störungsfolgen. Dabei gewinnen wir den Eindruck, daß der Organismus nicht nur auf einfache Richtigstellung der Störung oder auf bloße Ergänzung eines Defektes hinstrebt. Er arbeitet fast immer mit Sicherheitsquoten, mit einer Vorsorge, die möglichst über das unbedingt Notwendige hinausgeht, so wie die meisten natürlichen Triebe auf Überschuß beziehungsweise auf Verlustmöglichkeiten eingestellt sind. Die überzeugendsten Beispiele liefert das ganze große Gebiet der Immunisierungsvorgänge sowie in noch weiterem Sinne der Antikörperbildung überhaupt, auf dem die reaktive Überleistung großen Stils die Regel ist. Wird ein Pferd mit Tetanusgift geimpft, so produziert es das Hunderttausendfache der Antitoxinmenge, die zur Neutralisierung der einverleibten Toxindose ausreichen würde. Das gleiche gilt für andere bakterielle Toxine und auch beim Menschen, es gilt auch in bezug auf abgetötete Bakterien. Derartige Vorgänge reaktiver Überleistung handhaben wir; wir provozieren sie bei jeder Art von aktiver Immunisierung als mächtige Waffen ärztlicher Therapie und Prophylaxe.

Wenn außer Frage steht, daß die Fähigkeit zur Antikörperbildung, auch zu reichlicher Antikörperbildung, eine hochwichtige Einrichtung zur Lebenserhaltung der Organismen, zur Auseinandersetzung mit der Umwelt darstellt, so liefert anderseits die zu einem riesigen Forschungsgebiet angeschwollene Allergielehre reichlich Beispiele dafür, daß durch diese Fähigkeit des Guten zu viel geschehen kann, daß durch Heftigkeit der provozierten Antigen-Antikörperreaktionen schwer krankmachende und Schockzustände erzeugende Wirkungen vorkommen. Ich darf daran erinnern, daß unser verehrtes Akademiemitglied, Herr Rössle, um die Theorie der allergischen Geschehnisse größte Verdienste hat, daß er in seinen Ordnungen viel von der Hyperergie und hyperergischen Zuständen spricht — und daß er zufällig genau vor 6 Jahren am 3. Juni 1948 hier in der Plenarsitzung über seine neue Theorie des Typhus abdominalis vorgetragen hat. Er führte überzeugend aus, daß die klinische Verlaufsgestalt des Typhus mit der Vorstellung einer infektiösen Allergie durch die Zeichen eines sogenannten protrahierten Schocks übereinstimmt, weitgehend vom immunbiologischen Prozeß hervorgerufen.

In der Pharmako-Therapie gibt es die ARNDT-SCHULZsche Regel, die dem Wesen nach übrigens schon CLAUDE BERNARD bekannt war. Sie besagt, daß kleine Dosen gefährlicher, ja tötender Gifte anregen oder reizen und sich daher therapeutisch verwenden lassen. Es erklärt sich dies aus Gegenwirkungen und Ersatzbemühungen des Organismus, die größer ausfallen als dem gesetzten Schaden entspricht.

Die ARNDT-SCHULZsche Regel, die wohl nicht absolut gilt, aber sicher ein recht großes Geltungsbereich hat, zeigt sich auch — um ein ganz neues Beispiel zu bringen — in Versuchen von ORTEL (Greifswald, Hygiene-Institut) mit bakteriostatischen Pilzgiften: Es läßt sich eine erworbene Penicillinresistenz des Staphylokokken mit subbakteriostatischen Dosen heranzüchten, die mit Penicillase nichts zu tun hat. Das ist in Anbetracht der eingerissenen kritiklosen Penicillinanwendung in Pastillenform usw. ein praktisch sehr wichtiges Beispiel aus der Mikro-Biologie.

In der physikalischen Therapie kann ein Teilbad, zum Beispiel ein Armbad, ja ein Handbad eine für den Unerfahrenen verblüffende vasomotorische Reaktion des ganzen Körpers nach sich ziehen. Die zu wenig benutzte Teilbadebehandlung beruht hierauf.

Nehmen wir als Beispiel die Temperatur-Regelung und -Regulation, so sehen wir, daß in gesunden Tagen der Körper im Tageslauf seine Temperatur keineswegs so starr bewahrt wie ein gut arbeitender Thermostat, sondern in gewissen Rhythmen begrenzte Schwankungen zeigt. Bei Infektionskrankheiten und anderen Störungen erhöht sich die Temperatur. Es liegt Grund zu der Annahme vor, daß, mindestens anteilig, dieses Fieber ein Heilfieber ist und den Abwehr- und Wiederherstellungsvorgängen dient. Es kann sich aber besonders bei jugendlichen, voll reaktionsfähigen Organismen zur Hyperpyrexie steigern mit Delirien, psychotischen Reaktionen, Krämpfen, die dann ärztlich bekämpft werden muß.

In bezug auf Erfrierungen ist bekannt, daß sie bei Außentemperaturen eintreten können, die ziemlich weit über dem Nullpunkt liegen. Auch hiervon sind Jugendliche mit labilem Gefäßnervensystem besonders betroffen, während bekanntlich poikolitherme Tiere wie Frösche und Eidechsen im Winter steiffrieren können, ohne Gewebsschäden zu erleiden. Sehr erregende Entdeckungen aus letzter Zeit haben nun gezeigt, daß unter der Einwirkung stark nervenlähmender synthetischer Gifte aus der Gruppe der Phenothiazine für den menschlichen Körper ein Verhalten gegenüber der Kälte möglich ist, das dem von winterschlafenden Tieren in bescheidenen Grenzen, aber dennoch in sehr auffallender Weise gleicht. Bei der ärztlich gesteuerten Unterkühlung unter Anwendung von Phenothiazinen und Einpacken des Körpers mit Eissäcken, der sogenannten „kontrollierten Hypothermie", erträgt der menschliche Körper für viele Stunden nicht nur beachtliche Senkungen der Gesamttemperatur unter den Normalwert, sondern es entfallen auch an den mit Eis bepackten Körperteilen die Erfrierungsschäden, die ohne Lähmung zentraler und peripherer Nerven zu erwarten wären. Die Kreislaufschonung und die Abdämpfung aller Reaktionen in diesem winterschlafähnlichen Zustand ermöglicht sehr langdauernde chirurgische Eingriffe, die bisher nicht gewagt werden durften, sogar bei geschwächten Individuen. Damit ist der Beweis erbracht, eindrucksvoller als man es vorher ahnte, daß Erfrierungsschäden nicht einfach durch die physikalische Wirkung des örtlichen Wärmeentzugs entstehen, sondern daß der Organismus mit seinen Regulationen in heftiger Bemühung um die Aufrechterhaltung der Körpertemperatur von sich aus die der

Kälte ausgesetzten Gewebe schädigt, gewissermaßen im Stich läßt. Und wir verstehen nun besser, warum Erfrierungsschäden öfters nur sehr bedingt durch den äußeren Kälteangriff verursacht werden.

Analog hierzu ist lange bekannt, daß der Schlaf, auch der durch Schlafmittel erzeugte, Entzündungsvorgänge dämpft, ohne daß dies der Heilung abträglich wäre, während Erregung und Schmerz, und zwar auch die Schmerzempfindung, je nach der individuellen Empfindlichkeit, sie steigern. Es liegt immerhin noch nicht sehr lange zurück, daß der Frankfurter Rhinologe Spiess mit der Entdeckung hervortrat, daß durch zentrale Schmerzlinderung mit Opiaten Entzündungen gedämpft werden können und in gewissem Umfang gedämpft werden dürfen. Akute Entzündungen sind Heilvorgänge; wir dürfen sie nicht unterdrücken; aber wir dürfen sie, wie die Erfahrung zeigt, öfters ohne Nachteil, ja mit Vorteil, dämpfen. Wenn Spiess, wie ich mich gut erinnern kann, zunächst auf Unglauben und Ablehnung stieß, so gründet sich jetzt ein ganzes Gebiet der sogenannten Neuraltherapie auf seine einfache Entdeckung, und sinn- und maßvoll angewandte Schmerzlinderung ist nicht mehr „symptomatische", sondern funktionelle Therapie.

Schlafmangel, Dauererregung aus Ehrgeiz und unter Mißbrauch von erregenden Giften führen anderseits durch Überleistung und Überforderung von Regulationen zum frühzeitigen Tod durch die Managerkrankheit, den Herzinfarkt, um ein anderes, der neuesten Epoche geläufiges Phänomen zu erwähnen.

Es nimmt nicht wunder, daß am Kreislaufapparat mit seinen komplizierten Regulationen und Anpassungsmöglichkeiten überschießende Leistungen nicht nur bei der Managerkrankheit, sondern bei unzähligen Gelegenheiten und Situationen zu beobachten sind. Nicht immer sind sie leicht meßbar oder der Analyse zugänglich. Das Überschießende der reaktiven Überleistung am Kreislauf scheint um so deutlicher, je geringer die geforderte Muskelleistung ist. Wir sehen das, wenn wir die Leistung des

Kreislaufs verfolgen, durch fortlaufende Bestimmung des Schlagvolumens und der Herzfrequenz. Allerdings wirken sich dabei Übungsmomente aus, auch die individuelle und momentane Reagibilität. Prüfen wir die Reaktion des Kreislaufs auf ein kurzes, energisches Schließen der Faust, so können wir damit etwas von der nervösen Konstitution des Individuums und seinem augenblicklichen Zustand, auch seiner Affektlage erfassen. Angst hat eine gewaltige Einwirkung auf den gesunden und kranken Kreislauf und kann noch beim Schwerkranken die steigerungsfähigen Leistungsanteile, vor allem die Schnelligkeit der Schlagfolge, auch die Atmungsfrequenz ins Sinnlose treiben. Den Ärzten ist es geläufig, aber nicht immer geläufig genug, wie sehr bei einem nach Luft ringenden, schwer dekompensierten Herzkranken durch ein beruhigendes Wort oder eine Morphiumspritze der Schadenkreis zwischen Angst und disharmonischer, am kranken Kreislauf nur partiell möglicher Leistungssteigerung, heilsam unterbrochen wird und wie in gewissen Momenten eine solche beruhigende Einwirkung wichtiger sein kann, als die Anwendung von Herzmitteln diesen erst die Möglichkeiten bessernden Angreifens bereitet.

Bei den Krankheiten des Stoffwechsels und der endokrinen Drüsen lassen sich im Einzelfall die Erscheinungen nur verstehen, wenn man sozusagen auf das dialektische Zusammenwirken der Hormone achtet, nicht nur auf die Tatsache, ob ein einzelnes Hormon zuviel oder zu wenig produziert wird. Bei der Basedowschen Krankheit steht eine Überproduktion des Schilddrüsenhormons im Vordergrund. Es erzeugt eine Erregung und Steigerung aller Vorgänge unter heftiger, an der Sauerstoffzehrung meßbarer Anfachung der Verbrennungsvorgänge. Dies macht verständlich, daß solche Kranken trotz guten Appetits stark an Gewicht verlieren. Dennoch gibt es ausnahmsweise das Bild des sogenannten „fetten Basedow". Man trifft Kranke, die trotz erhöhtem Ruheumsatz mit Hilfe sehr reichlicher Nahrungsaufnahme bei leistungsfähigen Stoffwechsel- und Verdauungsorganen überkompensierend fett werden. Wenn ausgeprägte Fälle dieser Art selten sind, so ist es im Beginn der Erkrankung häufiger, daß dem charakteristischen Stadium der Abmagerung ein anderes, bisweilen kurzes Stadium vorangeht, in dem eine besondere Körperfülle mit Gewichtszunahme und besonders blühendem Aussehen eine Zeitlang besteht. Wir haben das die „Ansatzphase" mancher Basedowkranken genannt. Die Gegenregulationen gegen die antilipogene Wirkung des übermäßig produzierten Thyreoideahormons sind in solchem Anfangsstadium noch mächtig genug, um eine Abmagerung zu verhindern, ja durch reaktive Überleistung bewirken sie vorübergehend sogar Vermehrung des Körpergewichtes.

In der prädiabetischen Phase der Zuckerkrankheit, sogar noch in deren ersten Anfängen, wenn Harnzuckerausscheidungen bereits bestehen, ist ein geradezu häufiges Ereignis, daß seitens des Inselorgans stoßweise körpereigenes Insulin ausgeschüttet wird, so daß Blutzuckersenkungen mit entsprechenden unangenehmen Störungen, sogenannten Fragmenten des hypoglykämischen Schock, auftreten. Eine auf den ersten Blick ganz paradoxe Erscheinung, da das Wesen der Zuckerkrankheit in einem absoluten oder relativen Insulinmangel besteht!

Beim diabetischen Koma — weiteres Beispiel — also beim Zusammenbruch der Kohlehydrateverbrennung, geht die vikariierende Fettmobilisation erkennbar an der Transporthyperlipämie im Blut, weit über jedes nützliche und sinnvolle Maß hinaus, ähnlich bei der Hungerlipämie (Friedrich Müller, Greifswald).

In den Not- und Hungerzeiten ist uns das Bild einer anderen, früher durch mangelnde Gelegenheit nicht bekannten Stoffwechselstörung geläufig geworden, der lipophilen Dystrophie oder dystrophischen Lipophilie, das heißt der Fettsucht im Anschluß an eine überstandene Zeit mit ernster Unterernährung. Es entsteht in der Wiederauffütterung eine überschießende, zur Fettsucht führende Tendenz der vorher extrem ausgezehrten

Speichergewebe, besonders der Haut, wobei nicht nur Fett eingelagert und festgehalten, sondern gerade aus Kohlehydraten übereifrig und nachhaltig Fett gebildet und gespeichert wird. Selbst bei Personen, die keine schwere Dystrophie durchgemacht haben, ist ja in der Wiederauffütterungszeit eine gegen normale Zeiten verstärkte Neigung zur Fettsucht häufig hervorgetreten, auch wenn die Betreffenden nicht durch hemmungslose Nahrungsaufnahme ihrerseits dazu Anlaß gaben und besonders übrigens, wenn durch Wahl oder Mangel noch immer wenig Eiweiß, dafür um so mehr Kohlehydrate aufgenommen wurden.

Interessante Beispiele liefern Störungen in den Reglervorgängen der Blutbestandteile. Eine große Zahl von Giften, die das Hämoglobin, den Blutfarbstoff schädigen wie Nitrobenzol, Antifebrin, Phosphor, Kohlenoxyd, Benzin, erzeugen dann, wenn sie in nicht erheblicher Menge einwirken, eine Vermehrung der roten Blutkörperchen über die Normwerte hinaus, eine Polycythämie oder Polyglobulie. Vermehrung der roten Blutkörperchen erreicht man durch eine Röntgenreizbestrahlung mit geringer Dosis auf diejenigen Knochen, in deren Mark die roten Blutkörperchen gebildet werden. Scheinbar spontane Vermehrung der roten Zellen ist anderseits erstes Warnungssignal bei Ärzten und Hilfskräften, die in einem Röntgenlaboratorium mit mangelndem Strahlenschutz arbeiten. Ähnliches gilt für die weißen Blutkörperchen. Bei Frauen kommt vor Eintritt der Regelblutung in vorauseilender Kompensation eine Polycythämie vor, die auch subjektive Symptome macht. Die erhöhte Viskosität des Blutes bei starker Vermehrung seiner corpusskulären Elemente erzeugt Zirkulationsstörungen im Gehirn mit Schwindel und Kopfschmerz. Diese Erscheinungen kennt man besonders bei der sogenannten essentiellen Polyglobulie; man nennt sie essentiell, weil beim derzeitigen Stand unserer Kenntnisse eine Ursache nicht zu erkennen ist. Aber Polyglobulie kommt, wie gesagt, auch reaktiv vor, nicht nur nach Blutverlusten und vorübergehenden Schädigungen der roten Blutkörperchen, sondern bei andauernd verringerter Sauerstoffversorgung. So zeigen die Bewohner von 4000 m hoch gelegenen Hochtälern der Anden, die dauernd unter verringertem Sauerstoffpartiardruck leben, als nützliche Adaptation oder Akklimatisation generell eine Vermehrung der roten Blutkörperchen. In weniger auffallender Weise ist dies schon bei den Bewohnern der mehr als 2000 m hoch gelegenen Hauptstadt Mexico der Fall. Aber unter diesen in großer Höhenlage lebenden Populationen finden sich nach Zeugnis dortiger Ärzte und nach Maßgabe hierauf gerichteter Studien mehr Menschen mit störender, krankmachender Polyglobulie als in anderen Gegenden. Polyglobulie findet sich als nützliche Kompensation bei angeborenen Herzfehlern, deren Träger zum Beispiel durch fehlende oder nicht zureichende Trennung von rechter und linker Herzkammer ein mangelhaft arterialisiertes, das heißt mangelhaft mit Sauerstoff beladenes Blut haben. Das ist ein sehr nützlicher Vorgang, der manchmal Erstaunliches leistet. Kürzlich starb an meiner Klinik eine Frau von 53 Jahren, die dieses Lebensalter erreicht hatte sozusagen mit einem einkammerigen Herzen. Die Lungenarterie war nur als unwegsamer Strang angedeutet und das Blut wurde dem Körperkreislauf und dem Lungenkreislauf wie in der Embryonalzeit durch den Ductus Botalli zugeführt. Ihre mächtige Polyglobulie hatte sie erstaunlich lange am Leben erhalten. Anderseits gibt es bei nicht sehr schweren Konstruktionsfehlern des Herzens Polyglobulie, die das nützliche Maß überschreitet. Unvergeßlich ist mir ein Pfarrer mit Septumdefekt, der seit Jahr und Tag, seit seinem Staatsexamen, wegen des angeborenen Herzfehlers durch verschiedene Fachgutachten für berufsunfähig erklärt war und sich tatsächlich ganz leistungsunfähig fühlte. Seine Beschwerden waren im Grunde die gleichen wie bei schwerer Polyglobulie. Ich entschloß mich, diese zu beseitigen durch Aderlässe und Röntgenbestrahlung, worauf er für viele Jahre berufsfähig wurde. — Es gibt auch Phasen mit Polyglobulie bei Kranken, die als angeborene und erbliche Störung sehr hinfällige, kurzlebige rote Blutkörperchen haben. Sie leiden an konstitutioneller hämolytischer Anämie. Die Krankheit wird auch hämolytischer Ikterus genannt. Bei ihnen muß man mit Eingreifen gegen den überschießenden Blutkörperchenersatz vorsichtig sein, selbst wenn die typischen Beschwerden der Polyglobulie sich zeigen.

Übrigens scheint der Mechanismus, durch welchen die Erythrozytenzahl, der Bestand an roten Blutkörperchen geregelt wird, neuerdings teilweise aufgeklärt. Wenn durch Ligatur der nutritiven Arterie des Femurkopfes in diesem eine örtliche Hypoxie erzeugt wird, so entsteht eine allgemeine Erythrozytose (HETÉNYI). Dieser Vorgang ist an Intaktheit des Rückenmarkes gebunden.

Aber anderseits scheint es auch im intimeren Betrieb der einzelnen roten Zellen überschießende Leistungssteigerungen im Gefolge von Schädigungen zu geben. LIPPSCHITZ fand, daß rote Blutkörperchen, wenn man Kampfer auf sie einwirken läßt, zuerst ein Ansteigen, dann ein Absinken ihrer Oxydation zeigen. Nach mehrfachem Austausch der narkotischen Kampferlösung gegen Ringerlösung steigt dann die Atmung der roten Blutzellen nicht nur zu gewöhnlicher Höhe, sondern weit darüber hinaus.

In bezug auf die weißen Blutzellen gibt es ähnliches. Benzolvergiftung erzeugt gefährlichen Leukozytenschwund, anschließend manchmal einen Umschlag in schwere Leukose, also wucherhafte Leukozytenvermehrung.

Wenn der große Physiologe PFLÜGER einmal gesagt hat, daß kein Tropfen Magensaft zuviel gebildet werde, so muß der Kliniker, der die Störungen der Magensekretion bei Geschwürskranken kennt und insbesondere das Störungsbild des REICHMANNschen Sydroms, des sogenannten Magensaftflusses beim pförtnernahen Geschwür, dem unbedingt widersprechen. Dieses Beispiel zeigt, daß PFLÜGER die breite Bedeutung reaktiver Überleistungen nicht grundsätzlich anerkannte. Denn Phänomene von stärkerem Wiederersatz sind ihm durchaus bekannt gewesen. Er erwähnt als sehr anschauliches Beispiel hierfür beziehungsweise dafür, daß dieser Wiederersatz auch „auf Irrwege gerate“ - - die Hühneraugen.

Ich habe versucht, Ihnen an etwas willkürlich und zufällig gruppierten Beispielen das sehr allgemeine Phänomen der vitalen Tendenz zu reaktiven Überleistungen nahezubringen. Wir beobachten es an kurzen gegenregulatorischen Einzelvorgängen (Beispiele: Wasserstoß, Harnsäurestoß, STAUB-Effekt) wie in langfristigem Verhalten innerhalb von Notordnungen und Adaptationen. Wir beobachten es an Zellen, an Organen, Organsystemen, am Gesamtorganismus, teilweise unter Einschaltung komplizierter Leistungen des Zentralnervensystems. Wir beobachten es bei Regulationen am Stellwerk vitaler Geschehenskreise, die den physikalischen Reglerkreisen oft verwandt scheinen;

> bei der Bildung von Antikörpern im weitesten Sinne, auch von Autoantikörpern, von denen wir neuerdings wissen;
>
> bei Leistungen der Zellorganellen — etwa der erhöhten, überhöhten Bildung von Nißlsubstanz in arbeitenden Ganglienzellen (OSCAR VOGT, HÖPKER) oder den aus der Erstickung geretteten roten Blutkörperchen (s. oben).

Wir beobachten vielleicht sogar ein analoges Phänomen bei der Reduplikation der großen Eiweißmoleküle, Gebilden, deren moderne Vorstellung zwischen Stoff und Prozeß pendelt, und deren sogenannte Reduplikation meist eine Multiplikation ist; es geht also vielleicht bis in die Molekularbiologie hinunter.

Dabei wurde kein Versuch unternommen, kausale Erklärungen zu geben. Vor uns steht das klinisch Bedeutsame und für ärztliches Handeln Ergiebige des rein Phänomenologischen. Und wiewohl kausale Zusammenhänge und Erklärungen innerhalb dieser Erscheinungen zu erforschen selbstverständlich wissenschaftliches Anliegen ist, erscheint schon aus den gegebenen

Beispielen die Tendenz zu reaktiven Überleistungen als etwas prinzipiell Vitales, das sich *unter Benutzung der verschiedensten Vorrichtungen und Mittel* durchsetzt. Es zeigen sich fraglos Analogien auf psychologischem Gebiet. Sie liegen auf der Hand. Darauf wurde nicht eingegangen. Aber es soll erwähnt und betont sein.*)

Die Nützlichkeit und Notwendigkeit, die reaktiven Vorgänge in Krankheiten und bei Heilungsvorgängen *zu bewerten* (siehe Vortrag 1930) — gerade auch als quantitatives Problem — ist unser unter dem therapeutischen Imperativ des Arztes stehendes Anliegen. So schien es mir auch heute noch berechtigt, Sie von einem zu wenig, nicht ständig, nicht nachhaltig genug gewürdigten klinischen und biologischen Erscheinungsprinzip zu unterhalten. Es zeigt sich, dem der sehen will, alltäglich — und sollte auch als erkanntes Prinzip banal sein. Ich fand, daß schon Hippokrates, allerdings aphoristisch und beiläufig, die

ἀφαίρεσις τῶν ὑπερβαλλόντων

die Beseitigung der Überschüßlichkeiten, als ein wichtiges Stück der ärztlichen Kunst bezeichnet hat.

---

*) Eine physiologisch und psychologisch gleich interessante Beobachtung teilte mir mein früherer Mitarbeiter Prof. A. Lublin aus der bolivianischen Hauptstadt La Paz, die 3600 m hoch liegt, mit: Eine deutsche Fußballmannschaft traf zu einem Gastspiel durch besondere Umstände erst vormittags um 11 Uhr auf dem Luftwege in La Paz ein, begab sich unter dem Zwang der Verhältnisse nach 2 Stunden Ruhe sofort zum Wettkampf und — siegte gegen eine erlesene bolivianische Mannschaft, die das Leben in der sauerstoffarmen Luft gewöhnt und an Ort und Stelle trainiert war.
Prof. Lublin kennzeichnet das Vorkommnis nicht unzutreffend als schnelle Adaptation durch Überrumpelung, da gewöhnlich einige Tage zu dieser Adaptation nötig wären.

Bei Fragen zur Produktsicherheit wenden Sie sich bitte an:
If you have any questions regarding product safety,
please contact:

Walter de Gruyter GmbH
Genthiner Straße 13
10785 Berlin
productsafety@degruyterbrill.com